AF343210

COMMUNE DE PAGNY-SUR-MOSELLE

RÈGLEMENT SANITAIRE

MUNICIPAL

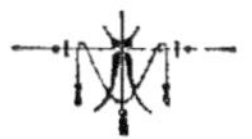

BIBLIOTHÈQUE NATIONALE
R. F.
IMPRIMÉS.

NANCY

IMPRIMERIE NANCÉIENNE, 43, RUE DE LA PÉPINIÈRE

1906

RÈGLEMENT SANITAIRE MUNICIPAL

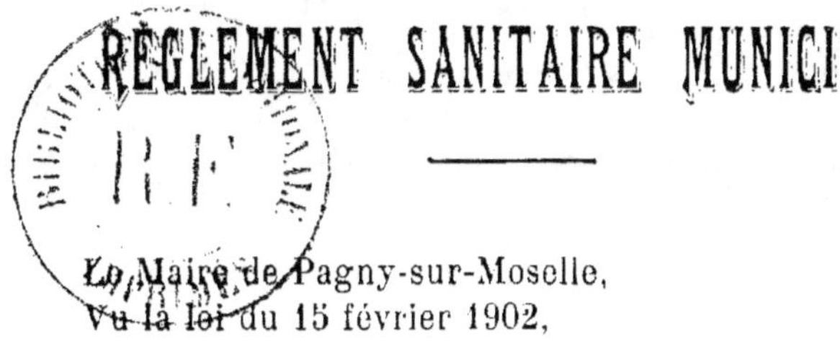

Le Maire de Pagny-sur-Moselle,
Vu la loi du 15 février 1902,

Arrête :

TITRE PREMIER

SALUBRITÉ

Règles générales de salubrité des habitations

ARTICLE PREMIER. — Les habitations seront aérées et éclairées largement et directement. Leurs revêtements intérieurs et même extérieurs seront maintenus en état de propreté parfaite. Elles seront munies de moyens d'évacuation des eaux pluviales, des eaux ménagères et des matières usées.

Pièces destinées à l'habitation de jour et de nuit.
Habitations

ART. 2. — Dans les constructions neuves, les parois construites en pierre, brique ou bois, seront badigeonnées à l'intérieur à la chaux. Toute réfection ou nouvelle construction en pisé demeure interdite à l'avenir.

ART. 3. — La couverture et la sous-couverture à paille des maisons, granges, écuries et étables sont interdites.

ART. 4 — Le sol du rez-de-chaussée, s'il n'est pas établi sur caves, devra être surélevé de 30 centimètres au moins au-dessus du niveau extérieur ; quand il repose immédiatement sur terre pleine, le carrelage, dallage ou parquet, devra reposer sur une couche de matière imperméable.

Le sol en terre battue sera toujours interdit.

Art. 5. -- Toute pièce pouvant servir à l'habitation, soit de jour, soit de nuit, devra remplir les conditions suivantes :

Sous-sol............................. 2m,60 de hauteur sous plafond.
Rez de chaussée et 1er étage. 2m,80   —   —
Autres étages................... 2m,60   —   —
Capacité....... .... 20 mètres cubes au moins.

La profondeur ne devra jamais dépasser deux fois la hauteur.

Chaque pièce doit être aérée et éclairée directement sur rue ou sur cour, soit par une baie dont la superficie ne pourra être inférieure à 2 mètres carrés et au 1,10e de la surface de la pièce.

La superficie des baies sera augmentée d'au moins 1 mètre carré pour chaque 30 mètres cubes en sus des 20 premiers.

Art. 6. — Les jours de souffrance ne pourront jamais être considérés comme baies d'aération.

Caves et sous-sols

Art. 7. — Les caves devront être ventilées directement par des soupiraux prenant jour sur l'extérieur.

Elles ne peuvent être habitées ni de jour ni de nuit.

Il est interdit d'ouvrir une porte ou une trappe de communication avec une cave, dans une pièce destinée à l'habitation de nuit.

Les souls-sols habités de jour prendront air et lumière par des baies ouvrant directement sur rue ou sur cour ; ils doivent être conformes aux dimensions indiquées à l'article 5.

Art. 7 *bis*. — L'habitation de nuit est interdite dans les caves et sous-sols.

Cours et courettes

Art. 8. — Les cours donnant jour directement à des pièces d'habitation de jour et de nuit doivent présenter une superficie d'au moins 30 mètres cubes.

Les courettes donnant jour à des pièces non destinées à l'habitation auront une surface minima de 15 mètres carrés.

Art. 9. — Il est interdit de placer des combles vitrés au dessus des cours et courettes, à moins qu'il ne soit établi à la partie supérieure, de même qu'à la partie inférieure de ces cours ou courettes, des prises d'air assurant une ventilation efficace dans toute la hauteur.

Le sol des cours et courettes doit être maintenu en parfait état de propreté, être suffisamment étanche et en pente pour assurer l'évacuation rapide des eaux pluviales.

Escaliers et Couloirs

Art. 10. — Les escaliers et couloirs doivent toujours être aérés et éclairés dans toutes leurs parties. Dans les immeubles à plusieurs locataires (ou logements loués en garnis), les parois des allées, vestibules, couloirs et escaliers à usage commun, seront lavés et blanchis à la chaux, au moins tous les cinq ans.

Chauffage. — Cuisine

Art. 11. — Toute cuisine servant de pièce commune devra être spacieuse, bien aérée et éclairée, et munie d'un évier ou d'une pierre à eau. Cet évier sera pourvu d'un siphon en S, s'il est en communication directe avec la fosse d'aisance ou l'égout. Le foyer de cuisine doit être placé sous hotte.

Art. 12. — Les fourneaux auront un bon tirage, et les clefs de réglage ne devront jamais fermer complètement les conduites de fumée, de façon à éviter le dégagement à l'intérieur de la pièce, des gaz ou de la fumée.

Art. 13. — Les prises d'air des calorifères ne pourront être placées qu'à l'extérieur, et tous les tuyaux de fumée devront dépasser de 40 centimètres la partie la plus élevée de la construction.

Eaux d'alimentation

Art. 14. — Les puits seront couverts à la partie supérieure par une margelle en pierre dure, surmontant les parois en maçonnerie à la chaux hydraulique ou de ciment et élevée de 50 centimètres au-dessus du niveau du sol.

Autour des puits se trouvera une aire de maçonnerie bitumée ou cimentée de 2 mètres de largeur, hermétiquement rejointe aux parois des puits et inclinée du centre, vers la périphérie pour les protéger des infiltrations des eaux superficielles.

Les parois des puits devront être étanches, et l'eau sera puisée au moyen d'une pompe ou d'un seau attaché à demeure à la chaîne.

Art. 15. — Tout puits devra être placé à distance convenable des fosses à purin, fumiers, mares, fosses ou cabinets d'aisances, vidanges, dépôts de gadoues, dépôts mortuaires et cimetières, sous peine d'être fermé immédiatement.

Art. 16. — Les puits pourront être nettoyés sur injonction du maire, après avis du Conseil d'hygiène, et même être fermés comme étant contaminés.

Art. 17. — Ceux qui sont hors d'usage seront fermés de suite, et ceux qui seront contaminés ou interdits seront comblés définitivement.

Art. 18. — Tous les réservoirs à eau potable seront nettoyés souvent et l'emploi du plomb doit en être exclu. Pour les eaux de citerne, le plomb est exclu de la canalisation et des pompes.

Art. 19. — Lorsqu'il existera une distribution publique d'eau potable, la construction de citernes sera interdite, et celles existantes seront fermées définitivement.

Eaux pluviales

Art. 20. — Les eaux pluviales seront recueillies par des chéneaux et gouttières étanches ; il est interdit de jeter des eaux usées, de quelque nature qu'elles soient, dans ces conduits.

Le sol des cours et courettes, pour assurer l'évacuation rapide des eaux pluviales, doit répondre aux conditions citées à l'art. 9.

Eaux ménagères et matières usées

Art. 21. — Chaque maison devra être pourvue d'un cabinet d'aisances aéré et éclairé directement.

Lorsqu'il y aura un réseau d'égouts, un poste d'eau ou un évier devra être annexé à chaque cabinet. Les cabinets et fosses d'aisances seront établis à une distance convenable des sources, puits et citernes. Leurs parois et le fond doivent être imperméables.

Lors de la vidange, les matières fécales ne pourront être épandues à la surface du sol, mais seront enfoncées et recouvertes d'au moins 10 centimètres de terre à une certaine distance des habitations.

Art. 22. — Dans les habitations à locations multiples, il sera établi un cabinet d'aisances par chaque cinq pièces habitables.

Art. 23. — Les cabinets ne doivent communiquer ni avec la cuisine, ni avec les chambres à coucher, et en aucun cas y prendre air et lumière.

Art. 24. — Les murs, plafonds, boiseries des cabinets d'aisances à usage commun, seront lavés et blanchis tous les ans.

Art. 25. — Il est interdit de jeter dans les ouvrages destinés à la réception et à l'évacuation des eaux pluviales, des eaux ménagères et matières usées ou des objets quelconques capables de les obstruer.

Art. 26. — Il est interdit de déverser directement ou indirectement dans les cours d'eau aucune matière excrémentielle.

Art. 27. — Les puits et puisards absorbants, les puits perdus seront interdits, et ceux existants seront comblés.

Écuries et étables

Art. 28. — Le sol devra être imperméable et suffisamment en pente pour assurer l'écoulement rapide des urines par une rigole. Les murs et plafonds doivent être blanchis à la chaux et la hauteur sous plafond sera de $2^m,60$ pour les écuries des espèces chevaline et bovine.

Art. 29. — Elles doivent être bien éclairées et aérées au moyen d'une ventilation placée à la partie supérieure, et, s'il faut des conduits spéciaux, ceux ci devront s'élever au dessus de la construction.

Art. 30. — L'évacuation des urines devra toujours se faire conformément aux articles 25 et 26.

Celliers. — Pressoirs et curages

Art. 31. — Ils doivent être bien aérés et éclairés, et être tenus en très grande propreté.

Fosses à fumier et à purin

Art. 32. — Les fumiers seront déposés sur un sol rendu imperméable, entouré d'un rebord également imperméable.

Pour les fosses à purin, elles seront étanches, a parois et fonds bétonnés et cimentés.

Art. 33. — Les fumiers et fosses à purin seront toujours placés à distance convenable des habitations, en dehors des agglomérations et loin de la voie publique ; ceux qui existent encore actuellement dans ou près des agglomérations ou de la voie publique seront supprimés.

Art 34. — Quand ils seront une cause de danger public ou d'insalubrité notoire, ils seront toujours supprimés.

Pour l'évacuation du purin, se conformer aux art. 25, 26 et 30.

Mares. — Routoirs

Art. 35. — La création de mares ne peut se faire sans autorisation spéciale.

Les mares et fossés à eau stagnante seront éloignés des habitations ; ils seront curés une fois par an, comblés ou couverts en maçonnerie s'ils sont nuisibles à la santé publique. Les vases provenant de ce curage seront à une certaine distance des habitations, enfouies et recouvertes d'au moins 10 centimètres de terre.

Les routoirs qui pourraient constituer un danger pour la salubrité publique seront supprimés.

Ils ne seront jamais établis dans les abreuvoirs ou lavoirs.

Vidanges, gadoues, etc. — Enlèvement et transport

Art. 36. — Les dépôts de vidanges, gadoues et immondices, pailles, balles, feuilles sèches en putréfaction, marcs de raisins sont interdits, s'ils sont dangereux pour la santé publique. Il est également interdit de déverser les vidanges dans les cours d'eau (voir article 26).

Les dépôts de vidanges ne peuvent se faire que dans des endroits désignés en dehors des agglomérations.

Art. 37. — Dès l'entrée en vigueur du présent règlement, le balayage à sec par les propriétaires ou leurs locataires, devant les maisons d'habitation ou autres, donnant sur la voie publique, sera formellement interdit.

Il sera de même interdit de ramasser en tas sur la voie publique les ordures provenant, soit du balayage, soit des ordures ménagères et matières usées ; elles ne devront être déposées sur la voie publique que dans des caisses *ad hoc* au moment de l'enlèvement par les voitures de transport.

Ces caisses ne seront pas trop volumineuses, pour en faciliter le maniement, et les ordures devront être suffisamment humectées, pour éviter de trop grandes poussières au moment de leur chargement dans les voitures de transport.

Art. 38. — Le balayage ou nettoyage devra être terminé avant le passage des voitures ; les transports de paille et fumiers seront complètement défendus sur la voie publique les dimanches et jours fériés, qui sont les jours désignés pour l'enlèvement des ordures ou vidanges, après le passage des voitures de transport.

Animaux morts

Art. 39. — Il est interdit de jeter les animaux morts sur la voie publique et dans les mares, rivières, abreuvoirs gouffres et bétoires ou de les enterrer au voisinage des habitations, des puits, des abreuvoirs ou dans les fumiers.

Ces animaux devront être enfouis, recouverts de chaux vive et d'une couche de terre d'au moins 1 mètre.

Art. 40 — A dater de la publication du présent règlement, aucun immeuble destiné à l'habitation de jour et de nuit ne pourra être construit, s'il ne satisfait pas aux prescriptions qui précèdent.

Les mêmes dispositions seront applicables aux grosses réparations.

Les propriétaires, architectes ou entrepreneurs, présenteront avant le commencement des travaux leurs plans à la mairie, qui veillera à ce que les prescriptions réglementaires soient observées, et y fera apporter les changements nécessaires avant de donner le permis de construction.

L'autorisation de construire pourra être refusée, s'il y a lieu.

Entretien des habitations

Art. 41. — Voir les articles 1, 8, 9, 10, 24.

TITRE II

PROPHYLAXIE DES MALADIES TRANSMISSIBLES

Maladies transmissibles

Art. 42. — En vertu de l'art. 4 de la loi du 15 février 1902 et conformément à l'art. 1er du décret du 10 février 1903, les précautions à prendre pour prévenir ou faire cesser les maladies transmissibles, dont la déclaration est obligatoire, sont déterminées notamment en ce qui concerne la déclaration, l'isolement du malade, le transport et la désinfection, dans les conditions ci-après :

Art. 43. — Les mêmes mesures sont applicables en cas de l'une des maladies énumérées dans la deuxième partie de l'art. 1er du décret précité du 10 février 1903, sur la demande des familles, des chefs de collectivités publiques ou privées, des administrations hospitalières, ou des Bureaux de bienfaisance ou d'assistance, après entente avec les intéressés.

Déclaration

Art. 44. — La déclaration devra être faite à la mairie qui adressera les demandes de transport et de désinfection nécessaires ; on prendra les mesures propres à assurer l'isolement du malade.

Art. 45. — La déclaration est obligatoire, pour tout docteur en médecine, officier de santé ou sage-femme qui a constaté l'existence d'une maladie transmissible et à leur défaut pour les hôteliers et logeurs.

Art. 46. — Les maladies pour lesquelles la déclaration et la désinfection sont obligatoires ont été fixées par le décret du 10 février 1903. Ce sont :

1° Fièvre typhoïde, typhus exanthématique, variole et varioloïde, scarlatine, rougeole, diphtérie, suette miliaire, choléra et maladies cholériformes, peste, fièvre jaune, dysenterie, infections puerpérales et ophtalmie des nouveaux-nés (lorsque le secret de l'accouchement n'a pas été réclamé), méningite cérébro-spinalo-épidémique :

2° Maladies pour lesquelles la déclaration est facultative : tuberculose pulmonaire, coqueluche, grippe, pneumonie et broncho-pneumonie, érysipèle, oreillons, lèpre, teigne, conjonctivite purulente et ophtalmie granuleuse.

Pour les maladies mentionnées dans la deuxième partie de la liste ci-dessus, la désinfection se fera d'après les conditions de l'art. 43.

Isolement

Art. 47. — Tout individu atteint d'une des maladies prévues précédemment, sera isolé de telle sorte qu'il ne puisse propager cette maladie par lui même ou par ceux qui le soignent.

L'isolement sera pratiqué, soit à domicile, soit dans un local spécialement aménagé à cet effet, soit à l'hôpital, mais jamais dans un local où se trouveraient déposées des denrées alimentaires.

Art. 48. — Pendant toute la durée de la maladie, on ne laissera approcher du malade que les personnes appelées à le soigner. Celles-ci prendront les précautions convenables pour éviter la propagation du mal.

Transport

Art. 49. — Le transport du malade sera autant que possible effectué par une voiture spéciale désinfectée après le voyage. S'il faut avoir recours à une voiture publique ou privée, celle-ci sera immédiatement désinfectée, et le propriétaire et le conducteur pourront exiger un certificat de désinfection.

Art. 50. — S'il s'agit de transport par chemin de fer, le chef de gare devra être prévenu à l'avance pour permettre l'application de l'art. 60 du règlement sur la police des chemins de fer, modifié par décret du 1er mars 1901.

Art. 51. — Il est interdit à toute personne atteinte d'une des maladies transmissibles visées à l'art. 48, de monter dans une voiture affectée au transport en commun.

Désinfection

Art. 52. — Il est interdit de déverser aucune déjection ou excrétion (crachats, matières fécales, etc.) provenant d'un malade atteint d'une affection transmissible, sur les voies publiques ou privées, dans les cours, jardins, cours d'eau, ou sur les fumiers.

Ces déjections ou excrétions seront recueillies dans des vases spéciaux, désinfectées et exclusivement projetées dans les cabinets d'aisances, qui seront eux mêmes désinfectés.

Elles pourront aussi, après désinfection à la chaux vive, être enterrées, mais très profondément alors.

Art. 53. — Les linges et objets de literie, en attendant la désinfection, seront placés dans des sacs qui ne devront servir qu'à cet usage ; ils ne doivent jamais rester disséminés dans l'appartement occupé par le malade.

Art. 54. — Pendant toute la durée de la maladie, les objets à usage personnel ou domestique et des personnes qui l'assistent, de même que les objets souillés ou contaminés seront désinfectés.

Art. 55. — Il est interdit, sans désinfection préalable, de jeter, de secouer ou d'exposer aux fenêtres aucun linge, vêtement, objet de literie, tapis ou tenture ayant servi au malade ou provenant des locaux occupés par lui.

Art. 56. — Le nettoyage de la pièce et des objets qui la garnissent se fera exclusivement pendant la durée de la maladie, à l'aide de linges ou substances imprégnés de liquides antiseptiques.

Art. 57. — Il est interdit d'envoyer sans désinfection préalable, aux lavoirs ou blanchisseries, des linges et effets à usage contaminés ou souillés. Si cette prescription n'a pas été observée, ces établissements seront fermés et désinfectés par l'autorité sanitaire avant d'être de nouveau livrés au public.

Il est de même interdit sans désinfection préalable, d'envoyer des objets de literie tels que matelas, couvertures, etc., ayant servi à des malades atteints de maladies transmissibles, à des établissements industriels pour être appropriés à nouveau.

Art. 58. — Les locaux occupés par le malade seront, après guérison, décès ou transport au dehors, désinfectés par les soins des particuliers. sous la surveillance de la Commission sanitaire. ou par la municipalité, au moyen de son appareil de désinfection. après entente avec les particuliers, et à défaut d'entente. selon les conditions énumérées à l'art. 7 de la loi du 15 février 1902.

Art. 59. — Sur la demande des intéressés, il pourra leur être délivré un certificat de désinfection, qui ne mentionnera ni le nom du malade, ni la nature de la maladie, et désignera simplement les locaux désinfectés

Art. 60. — Les appareils de désinfection seront soumis à une surveillance permanente quant à leur bon fonctionnement.

Art. 61. — Il est formellement interdit de vendre ou de donner aucun objet provenant d'une maladie transmissible.

Les objets de peu de valeur et dont la désinfection serait trop onéreuse tels que livres ou jouets d'enfants, bibelots, etc., seront brûlés directement, pour éviter toute contagion.

Sortie des malades

Art. 62. — Après guérison, le malade ne sortira qu'après avoir pris les précautions convenables de propreté et de désinfection.

Si le malade. soigné dans un hôpital. sortait pour quelque motif que ce soit avant complète guérison, l'avis doit en être donné immédiatement par le médecin traitant ou chef responsable, au maire de la localité, où le malade sortant a déclaré se rendre.

Art. 63. — Les enfants ne pourront être réadmis à l'école qu'après un avis favorable du médecin traitant ou du médecin inspecteur des écoles.

Refuges et asiles

Art. 64. — Les vêtements et effets à usage des personnes sans asile, recueillies dans les refuges ou asiles de nuit, seront désinfectés aussitôt, et la désinfection des locaux et du matériel des établissements seront désinfectés de suite.

Procédés de désinfection

Art. 65. — La désinfection se fera conformément aux conditions des articles 58, 59, 60.

Cadavres

Art. 66. — Dans les cas de maladies transmissibles, les cadavres des personnes mortes seront isolés le plus promptement possible pour éviter tout danger de contagion. Les dispositions nécessaires seront immédiatement prises pour assurer la mise en bière et l'inhumation, en exécution du décret du 27 avril 1889.

Art. 67. — L'inhumation se fera dans la commune où a eu lieu le décès ; le transport du corps ne pourra se faire que dans un cercueil métallique étanche, renfermant une mixture absorbante et antiseptique.

Exhumations

Art. 68. — L'exhumation ne pourra se faire que par demande spéciale, et lorsque l'enlèvement et le transfert seront effectués dans les conditions de l'article 67.

TITRE III

MESURES PROPHYLACTIQUES ET DISPOSITIONS GÉNÉRALES

Vaccination et revaccination

Art. 69. — Il sera exercé une surveillance toute spéciale à l'exécution stricte du décret du 27 juillet 1903, rendu conformément à l'article 6 de la loi du 15 février 1902, concernant la réorganisation du service de la vaccine : *article 6 précité*. « La vaccination antivariolique est obligatoire au cours de la première année de la vie, ainsi que la revaccination au cours de la onzième et de la vingt-et-unième année. Les parents ou tuteurs seront tenus personnellement de l'exécution de ladite mesure. »

Art. 70. — Les nourrices, gardeuses, sevreuses, devront justifier de la vaccination des enfants qui leur sont confiés.

Les directeurs d'écoles, cercles, asiles et garderies ne recevront que les enfants vaccinés et revaccinés.

Il en est de même des commerçants, fabricants, chefs d'usine ou d'ateliers.

Art. 71. — Les listes des personnes vaccinées ou à revacciner seront établies conformément aux prescriptions de l'article 6 du décret du 29 juillet 1903.

Art. 72. — L'étranger se fixant en France, dans la commune, sera soumis pour lui et sa famille aux prescriptions précédentes.

Voyageurs contaminés

Art. 73. — Toute personne venant d'un pays contaminé devra, dans les vingt-quatre heures de son arrivée, présenter le passeport sanitaire qui lui a été délivré à la frontière et indiquer son domicile exact.

Désinfection des voitures publiques

Art. 74. — Toute voiture servant au transport en commun devra être désinfectée à toute réquisition du Maire, après avis de la Commission sanitaire.

Démolition des immeubles

Art. 75. — Avant toute démolition, les caves, sous-sols, étages et greniers devront être nettoyés et balayés. Les débris et détritus, ordures, papiers, vieux chiffons, brûlés sur place.

Art. 76. — On devra procéder à la vidange ou curage, comblement ou assèchement de toutes les fosses fixées et mobiles, puits, puisards, caves infestées par des dépôts de fromages ou matières organiques, canalisations souterraines.

Art. 77. — Pour la démolion des fondations en contre-bas du sol, les résidus des cavités souterraines, reconnus capables de compromettre la santé publique, seront saupoudrés de chaux vive ou arrosés avec une solution de sulfate de fer.

Art. 78. — Les débris de démolition ne pourront être transportés qu'aux vidanges publiques. Le voisinage des maisons en démolition sera protégé par des barrières en planches jointives de hauteur convenable.

Mesures spéciales

Art. 79. — En cas d'épidémie hydrique (fièvre typhoïde, choléra, dysenterie, etc.), la Commission sanitaire aura pour mission de rechercher les causes, de prendre les mesures nécessaires pour éviter la contagion et d'en rendre compte à l'autorité municipale.

Art. 80. — Une surveillance spéciale sera exercée sur les établissements publics, cafés, restaurants, débits, au point de vue de l'eau potable.

Art. 81. — Les écoles, salles de réunions, etc., seront désinfectées souvent.

Art. 82. — Les lavoirs seront largement aérés, à parois lisses et imperméables et pourvus de rigoles d'écoulement ; leurs bassins, qui seront étanches, seront tenus avec la plus grande propreté, vidés, nettoyés et désinfectés très souvent.

Art. 83. — Il est interdit de déverser des matières de vidanges et des eaux d'égout sur des champs où sont cultivés, à ras du sol, des légumes et des fruits destinés à être consommés crus.

TITRE IV

EXÉCUTION DU PRÉSENT RÈGLEMENT

Art. 84. — Le présent règlement sera applicable aussitôt son acceptation par le Préfet. Le délai accordé pour l'exécution des conditions stipulées aux articles 16, 21, 27, 33, 34, après l'entrée en vigueur du règlement, sera fixé ultérieurement par le Conseil municipal.

TITRE V

PÉNALITÉS

Art. 85. — Les contraventions aux dispositions du présent règlement seront poursuivies conformément à l'article 27 de la loi du 15 février 1902 et passibles des pénalités prévues tant par cet article que par l'article 471 du Code pénal, sans préjudice de l'application des articles 26, 27, 28, ainsi que des contraventions dites de grande voirie qui leur seraient applicables.

Pagny-sur-Moselle, le 4 mars 1904.

Le Maire,

Signé : Th. BRICHON.

Le Préfet de Meurthe-et-Moselle,

Vu le règlement sanitaire de la commune de Pagny-sur-Moselle, présenté à la date du 4 mars 1904 par le Maire de la commune ;

Vu la délibération du Conseil municipal en date du 5 novembre 1905 ;

Vu l'avis de la deuxième commission sanitaire de l'arrondissement de Nancy en date du 22 octobre 1904 ;

Vu l'avis du Conseil d'hygiène départemental en date du 7 janvier 1905 ;

Vu l'article 27 de la loi du 15 février 1902 ;

Approuve ledit règlement.

Nancy, le 12 décembre 1905.

Le Préfet,

Signé : **HUMBERT**.

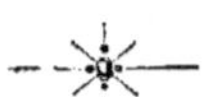

www.ingramcontent.com/pod-product-compliance
Lightning Source LLC
LaVergne TN
LVHW021816060726
842528LV00004B/1364